DIETA PALEO

Pianificazione e trucchi salva tempo

(Una sfida per un corpo sano e in forma)

Ivo Duca

Traduzione di Jason Thawne

© **Ivo Duca**

Todos os direitos reservados

Dieta Paleo: Pianificazione e trucchi salva tempo (Una sfida per un corpo sano e in forma)

ISBN 978-1-989891-38-4

TERMINI E CONDIZIONI

Nessuna parte di questo libro può essere trasmessa o riprodotta in alcuna forma, inclusa la forma elettronica, la stampa, le fotocopie, la scansione, la registrazione o meccanicamente senza il previo consenso scritto dell'autore. Tutte le informazioni, le idee e le linee guida sono solo a scopo educativo. Anche se l'autore ha cercato di garantire la massima accuratezza dei contenuti, tutti i lettori sono avvisati di seguire le istruzioni a proprio rischio. L'autore di questo libro non potrà essere ritenuto responsabile di eventuali danni accidentali, personali o commerciali causati da un'errata rappresentazione delle informazioni. I lettori sono incoraggiati a cercare l'aiuto di un professionista, quando necessario.

INDICE

PARTE 1 1

INTRODUZIONE 2

CAPITOLO 1: PANORAMICA E BENEFICI DELLA DIETA PALEO 4

BENEFICI DELLA DIETA PALEO 4
GUADAGNA CELLULE SALUTARI 5
AUMENTA I MUSCOLI E RIDUCI IL GRASSO 5
MIGLIORA LA SALUTE DELL'INTESTINO 6
CIRCOLO DELLA VITA 7
TANTE VITAMINE E MINERALI 8
LIMITA IL FRUTTOSIO 8
DIGESTIONEED ASSORBIMENTO 9
OTTIMA PER LE ALLERGIE E LE INFIAMMAZIONI 9
MEGLIO RIDURRE IL PESO 10

CAPITOLO 2: COSA MANGIARE E COSA EVITARE 11

COMPRA CARNI MAGRE 11
PESCE 12
LIMITA IL CONSUMO DI FRUTTA CON ELEVATO CONTENUTO DI ZUCCHERO 13
GLI AVOCADO SONO IMPORTANTI 14
FRUTTA SECCA E SEMI 14
OLI BENEFICI 15
BEVANDE SALUTARI 16
DOLCI E DOLCETTI VARI DELLA DIETA PALEO 17

CAPITOLO 3: CONSIGLI PER I SEGUACI DELLA DIETA PALEO 18

PROTEINE MAGRE 18
FRUTTA E VERDURA 18
GRASSI SALUTARI 19
PROGRAMMA DELLA DIETA PALEO 19
COLAZIONE PALEO 20
PRANZO PALEO 20
CENA PALEO 20
DOLCI PALEO 21

CAPITOLO 4: PIANO ALIMENTARE DI 30 GIORNI (4 SETTIMANE) 22

CAPITOLO 5: RICETTE PER LA COLAZIONE PALEO 30

RICETTA 01: MUFFIN ALLE UOVA E PANCETTA 30
RICETTA 02: OMELETTE AL CURRY 32
RICETTA 03: MACEDONIA DI FRUTTA MISTA 33
RICETTA 04: UOVA PALEO AL FORNO IN AVOCADO 34
RICETTA 05: MACEDONIA CON LIME E MIELE 35
RICETTA 06: FRITTATA PALEO CON RISO DI CAVOLFIORE 36

CAPITOLO 6: RICETTE PER PRANZO PALEO 40

RICETTA 08: BUTTERNUTSQUASH 40
RICETTA 09: CAVOLINI DI BRUXELLES 42
RICETTA 10: POMODORI ARROSTITI ALL'AGLIO 44
RICETTA 11: GRANCHIO MARINATO 45
RICETTA 12: INSALATA DI FUNGHI 46
RICETTA 13: INSALATA DI CETRIOLI 47
RICETTA 14: INSALATA DI PANCETTA E MANDORLE 48
RICETTA 15: PIZZA PALEO CROCCANTE 50
CAPITOLO 7: RICETTE PER CENA PALEO 51
RICETTA 16: TORTA AL SALMONE 51
RICETTA 17: POLLO CON LATTE DI COCCO 53

Ricetta 18: zuppa di spinaci 54
Ricetta 19: zuppa di manzo 57
Ricetta 20: insalata di cetriolini 59
Ricetta 21: gamberetti in salsa harissa 61
Ricetta 22: zuppa di cipolle 63
Ricetta 23: barrette al cacao e mandorle 64
Ricetta 24: sorbetto alla mela 66
Ricetta 25: Datteri ripieni 67
Ricetta 26: macaron deliziosi 69
Ricetta 27: torta alla mousse di melasenza zucchero 71
Ricetta 28: biscotti ai cornflakes 73
Ricetta 29: biscotti al cocco 75
Ricetta 30: Pancake 77

CONCLUSIONI 79

PARTE 2 80

INTRODUZIONE 81

MIRACOLI SALUTARI DELLAPALEO DIETA 87

CONVINCERE TE STESSO A DIRE "SÌ" ALLA PALEO DIETA.. 90

STUDI SULLA PALEO DIETA - FUNZIONA? 93

COME RIEMPIRE LA TUA DISPENSA CON CIBO SANO 97

Inizia con la pulizia della dispensa 97
Strumenti Paleo per la cucina 98
E' tempo di riempire la dispensa 99
Oli sani 100
Grandi alternative al latte 100
Dolcificanti 101

PREPARAZIONE MENTALE PER LA PALEO DIETA 103

PIANO DI 7 GIORNI CON LAPALEO DIETA 106

MANGIARE PALEO AL RISTORANTE 109

MORDERE UNA DELIZIOSA COLAZIONE PALEO 111

Granella croccante di cocco e mango 112

TEMPO DI COTTURA: 40 MINUTI 114

DOSI:1 TAZZA 114

CALORIE TOTALI: 200 114

Colazione conBurrito 114

ORA PUOI CONCEDERTI UNO SQUISITO BURRITO A COLAZIONE. È VELOCE DA PREPARARE E SICURAMENTE IDEALE QUANDO SI CERCA DI PERDERE PESO. 114

TEMPO DI COTTURA: 5- 7 MINUTI 117

DOSI: 1 BURRITO PER PIATTO 117

CALORIE TOTALI: 77 117

Pancakesaimirtillirossi 117

TEMPO DI COTTURA: 2-3 MINUTI 119

DOSI: 2 PANCAKES PER PERSONA 120

PRANZO INTERAMENTE PALEO 121

Salmone al forno con limone... 121

TEMPO DI COTTURA: 25 MINUTI 123

DOSI: 6 ONCE PER PERSONA (CIRCA 2-3 PERSONE) 123

CALORIE TOTALI:5 CALORIE A DOSE 123

Lasagna di zucchine and melanzane 123

TEMPO DI COTTURA: 40-45 MINUTI (TEMPO DI COTTURA DELLA LASAGNA) **129**

DOSI: 5-6 .... **129**

CALORIE TOTALI: 169 .... **129**

DELIZIOSA CENA PALEO **130**

Spiedini di pollo 130

TEMPO DI COTTURA: 8-10 MINUTI **133**

DOSI: 4 PERSONE **133**

CALORIE TOTALI: 100 .... **133**

7 EVIDENTI MOTIVI PER NON PERDERE PESO CON PALEO **134**

DOMANDE COMUNI SULLA PALEO DIETA **137**

CONCLUSIONE **140**

Parte 1

Introduzione

La dieta paleo è un modo salutare di mangiare ed eliminare gli effetti nocivi degli alimenti lavorati. La dietapaleo è stata introdotta per la prima voltanegli anni '60, ma non è riuscita ad attirare l'attenzione della gente. Nel 1975, le persone hanno iniziato a prenderla in considerazioneperché riguardava le abitudini alimentari e nutritive dei loro antenati. Seguire la dieta paleo non significa vivere nelle caverne, cacciare per cercare il cibo e vivere senza le comodità moderne. Stiamo parlando di cibo, non di uno stile di vita, è possibile seguire questa dieta per ottenere un sacco di benefici per la salute.

Alcune persone che seguono la dieta paleo possono mangiare anche frutta e frutta secca ad esclusione delle arachidi che appartengono alla categoria dei legumi. Nella dieta si deve includere cibo crudo e sanoevitando granaglie a basso prezzo, legumi, zucchero, latticini e cibo lavorato. I grassi omega-3, l'olio di oliva, l'olio di cocco e gli oli vegetali sono consentiti, sono invece vietati gli oli raffinati. Devi mangiare cibo vero, il cibo che potresti cacciare e coltivare, tranne le verdure amidacee.

La dietapaleo è particolarmente indicata per evitare gli effetti nocivi dei cibi eccessivamente trattati e dei carboidrati. La dieta occidentale non fa bene alla salute perché può causare diverse malattie croniche. Il diabete di tipo 2, il cancro e le malattie cardiovascolari sono collegate al consumo di cibo lavorato. Il cibo lavorato favorisce l'obesità e i problemi digestivi e creadisordinenella tua vita. La dieta Paleo è un buon passo avanti verso un corpo più salutare, perché il cibo genuino ti protegge da un sacco di problemi di salute.

Questo libro è stato ideato per guidarti a conoscere la dietapaleo, i suoi piani alimentari e le ricette. Se vuoi seguire una dieta Paleo, questo libro sarà un buon punto di partenza.

Capitolo 1: panoramica e benefici della dieta Paleo

La dieta paleolitica è semplice e lineare perché devi eliminare il cibolavorato e ad alto contenuto di carboidrati. Seguirai la dieta di un uomo delle caverne evitando i latticini. Dovrai mangiare cibo naturale ed evitare tutti i tipi di cibo lavorato e non salutare. L'elevato consumo di cibo lavorato, con glutine e carboidrati può causare obesità, cancro e diabete e problemi di sterilità. La gente spesso fraintende la dieta paleoe la evita, ma in realtà, è una dieta che fa bene. Tutto è incentrato sul cibo, spesso la gente crede che significhi seguire uno stile di vita da uomo delle caverne. Devi cambiare le tue abitudini alimentare e convertirti al cibo genuino.

Benefici della dieta paleo
La dietapaleo è un modo di mangiare sano ed evitare problemi di salute. Ti mantiene snello, forte ed energico riducendo il

rischio di diabete, malattie cardiovascolari, cancro, obesità e sterilità. Devi evitare una dieta moderna che è piena di cibi raffinati, zuccheri e grassisaturi. Ecco alcuni benefici della dieta paleo che ti aiuteranno a capire perché questa dieta fa bene alla tua salute:

Guadagna cellule salutari
Le cellule del corpo umano sono costituite da grassi saturi e non saturi e la composizione delle tue cellule si basa su una dieta sana. La dieta paleo è in grado di bilanciare naturalmente il tuo grasso corporeo limitando il consumo di cibo non salutare. Gli acidi grassi Omega-3 hanno un ruolo importanteper migliorare le prestazioni del cervello e favorire crescita e sviluppo migliori.

Aumenta i muscoli e riduci il grasso
La dieta paleo si basa sulla carne animale che è una fonte di proteine salutare. Le proteine anabolichevengono usate per costruire nuove cellule e aumentano la massa muscolare. Più i muscoli aumentano

il tuo metabolismo, più energia riceverai per spostare muscoli più grandi. Si è dimostrato utile per il corpoinviare energia alle cellule dei muscoli anziché alle cellule del grasso. Un incremento nelle cellule dei muscoli riduce automaticamente le cellule del grasso. La salutare dieta paleo aiuterà il tuo corpo ad aumentare l'energia per trasportare il glicogeno nei tuoi muscoli, invece dei trigliceridi che si trovano nelle cellule di grasso. I muscoli richiedono più energia del grasso e, con una percentuale più elevata di muscoli rispetto al grasso, avrai un metabolismo basale (BMR) più alto.

Migliora la salute dell'intestino
Lo zucchero e i cibi lavorati possono aumentare il tuo grasso corporeo e causare infiammazioni nel tratto intestinale. Il cibo lavorato può essere il motivo dello stress perché può causare la sindrome dell'intestino permeabile. Se vuoi evitare problemi con il tratto digestivo, devi seguire la dieta paleo. Il bolo dello zucchero del sangue con farine

e carboidrati raffinati, come pane bianco, riso bianco e bevande gassate cariche di zucchero possono aumentare i livelli di citochine, dette anche messaggere infiammatorie.

Circolo della vita
La dieta paleo promuove il consumo di carni e uova allevate al pascolo. Gli animali devono essere allevati in modo naturale sull'erba per tutta la loro vita. Le mucche e i polli devono scorrazzare insieme nei prati per una maggiore sinergia. Nell'ambiente naturale i polli mangiano larve e insetti che trovano sotto lo sterco delle mucche. Lo sterco della mucca può essere un eccellente fertilizzante per l'erba che fornisce cibo alle mucche. La dieta naturale è ottima per gli animaliperché questo cibo è ricco di nutrienti e questi animali saranno benefici per la tua dieta. Le uova e la carne allevate al pascolo hanno un contenuto 10 volte maggiore di omega3rispetto alle galline e alle uova di fattoria.

Tante vitamine e minerali

Puoi mangiare una varietà di verdure e frutta di vari colori. Per tutelare meglio la tua salute, è bene comporre il tuo piatto pieno di colori inclusa una varietà di verdure e frutta di stagione. I colori delle verdure riflettono la presenza di nutrienti particolari. Puoi mangiare con i colori dell'arcobaleno per avere tutte le tue vitamine.

Limita il fruttosio

Il corpo umano reagisce in modo diverso per digerire il fruttosio rispetto ad altri carboidrati. La dietapaleo suggerisce un consumo limitato di fruttosio; quindi, devi fare molta attenzione quando scegli la frutta. Devi evitare le banane e includere i kiwi nella tua dieta. Si consiglia di limitare la dieta a 2 - 3 frutti al giorno regolarmente.

Digestione ed assorbimento
La dieta paleo aumenterà la tua capacità di digerire e assorbire il cibo, perché il manzo allevato al pascolo è migliore di quello allevato in fattoria. Una dieta paleo rigida per 30 giorni è ottima per risolvere i tuoi problemi di digestione. Dopo 30 giorni ti sentirai meglio perché la dieta paleo può risolvere molto i problemi di digestione e assorbimento. Gli alimenti previsti nella dieta paleo ti possono aiutare a liberarti dalle allergie e dal grasso corporeo in eccesso.

Ottima per le allergie e le infiammazioni
La dieta paleo ti aiuterà a ridurre il consumo di allergeni, come il grano. Dopo avere ridotto il consumo di grano, puoi liberarti di un sacco di allergie. È ottima per le infiammazioni e le malattie cardiovascolari perché la dieta si concentra sugli acidi grassi omega 3. Gli animali allevati nei pascoli hanno un rapporto migliore di omega 3 e 6.

Meglio ridurre il peso

La dieta paleo ti aiuterà a ridurre il peso e ad avere più energia riducendo il consumo di zucchero, caffè e grassi non salutari. La dieta paleo, ovvero la dieta a basso contenuto di carboidrati, è ottima per la tua salute perché dopo avere eliminato i cibi lavorati puoi ridurre drasticamente i chili in eccesso. Puoi aumentare la tua sensibilità all'insulina perché i cibi contententi zuccheri non vanno bene per la salute. Riduce il rischio di varie malattie e diminuisce le cellule grasse.

Capitolo 2: cosa mangiare e cosa evitare

Per seguire la dieta paleo, è necessario evitare il consumo di particolari alimenti. Devi fare attenzione con il cibo che puoi mangiare o puoi evitare:

Se vuoi seguire un pasto paleo, è importante avere tutti gli ingredientipertinenti nella tua dispensa. Devi acquistare cibi naturali, ti consigliamo di andare al mercato km. 0 per la frutta fresca, verdure, carne e altri cibi importanti.

Compra carni magre
Ci sono 10 proteine animali essenziali che devono essere non lavorate e prive di ormoni e antibiotici. Gli animali devono essere allevati liberamente nei prati:
- Manzo, bisonte e bufalo
- Pollo, tacchino e anatra (privi di pelle e grasso)
    - Uova

- Selvaggina (cervo, lepre, cinghiale)
- Agnello e capra
- Reni, animelle, lingua, fegatoe midollo

Pesce

Puoi acquistare pesce paleoperché ha un sacco di proteine e grassi omega per favorire la perdita di peso

- Merluzzo
- Acciughe
- Passera di mare
- Pesce persico
- Halibut
- Salmone
- MahiMahi
- Frutti di mare (cozze, gamberi, granchi, aragostee capesante)
- Sardine
- Tonno

Frutta paleo

C'è tanta fruttaconsentita nella dieta paleo, ma è bene evitare alimenti ad alto contenuto di zucchero. Nella dieta paleo sono presenti semplici linee guida per la scelta della frutta.

Limita il consumo di frutta con elevato contenuto di zucchero

La tua dieta non deve comprendere banane, mango, ananas, datteri e angurie. Se stai cercando di perdere peso, devi evitare questo tipo di frutta.

Frutta secca

Puoi consumare quantità moderate di frutta secca, come ad esempio un cucchiaio nell'insalata da considerare come spuntino. Le noci devono essere prive di sale e zucchero eccessivo perché possono aumentare il tuo apporto di calorie. Devi consumarne in moderazione perché un elevato consumo di frutta secca non è salutare.

Gli avocado sono importanti
Gli avocado sono grassi salutari e devi includerli nella tua dieta.

Verdure paleo
Come la frutta, puoi consumare quasi tutte le verdure, ma fai attenzione ai tuberi amidacei. Ci sono due cose da tenere in considerazione quando acquisti la verdura:

• Tuberi amidacei: devi limitare il consumo di patate e patate dolci, consumarle in quantità eccessiva non è salutare.

• Legumi: ceci, piselli, soia e lenticchie non sono adatti per la dieta paleo, dovresti toglierli dalla tua lista.

Frutta secca e semi
La frutta secca e i semi sono spesso utilizzati come spuntino nella dieta paleoe sono ottimi per dare un tocco croccante alle tue ricette. Assicurati che siano senza sale, zucchero aggiunti e senza grassi insalubri. Non è possibile mangiare arachidi perché sono considerate una forma di legume.

- Ottima frutta secca adatta alla dieta paleo: anacardi, mandorle, noci macadamia, noci, noci pecan, pistacchi, ecc.
- Ottimi semi adatti alla dieta paleo: semi di zucca, semi di girasole, semi di sesamo, semi di lino

Oli benefici

Gli olibenefici sono importanti per la salute, ma nella dieta paleo non è possibile usare olio vegetale, olio di colza e olio di semi di arachidi. Gli oli molto raffinati non sono salutari perché hanno un contenuto elevato di acidi grassi omega 6 che potrebbero essere il motivo delle infiammazioni presenti nel tuo corpo. È necessario utilizzare olio con un contenuto elevato di omega-3 può ridurre le infiammazioni. Cerca di acquistare oli approvati dalla dieta paleo che non siano molto trattati, come ad esempio l'olio extravergine di oliva.

- Come condimento per l'insalata puoi usare l'olio di avocado, che va bene anche per cucinare il cibo a basse temperature.
- L'olio di cocco è indicato per tutti i tipi di cottura.
- L'olio di semi di lino è eccellente da usare come supplemento di omega 3.
- L'olio extravergine di oliva è indicato come condimento per l'insalata, per la cottura e la frittura.
- L'olio di sesamo dà più sapore al cibo cucinato.
- Puoi usare piccole quantità di olio di noce nelle insalate.

Bevande salutari

Se vuoi includere le bevande salutari nella tua dieta, puoi bere succhi freschi e latte aromatizzato senza elevato contenuto di zucchero. Puoi fare uso delle bevande seguenti:

- caffè e te senza zucchero e latte
- acqua di soda
- acqua di cocco
- latte di mandorle
- acqua naturale
- latte di cocco

Dolci e dolcetti vari della dieta paleo
Puoi assumere una quantità limitata di alcol nella dieta paleo, ma solo in occasioni speciali. Il cioccolato fondente fa bene al cuore e puoi aggiungere miele biologico ai tuoi pasti come dolcificante. Anche i prodotti a base di cocco e stevia sono ottimi dolcificanti a zero calorie.

Capitolo 3: consigli per i seguaci della dieta paleo

Ecco alcuni consigli che ti aiuterannoa creare una dieta paleo salutare, perché ci sono alcuni cibi che devono essere inclusi nella tua dieta:

Proteine magre
Le proteine magre sono importanti per avere muscoli forti, ossa sane e una funzione immunitaria adeguata. Le proteine aumentano il tuo livello di soddisfazione e riducono il desiderio per il cibo malsano.

Frutta e verdura
Frutta e verdura fanno bene alla salute perché sono ricche di vitamine, minerali, antiossidanti e fitonutrienti. Il consumo di frutta e verdura può ridurre la possibilità di sviluppare diabete, cancro, e problemi neurologici.

Grassi salutari

È necessario assumere grassi provenienti da frutta secca, avocado, olio di pesce, olio di oliva e carne allevata al pascolo. I grassi omega-3 e quelli monoinsaturi ti aiuteranno a ridurre le possibilità di sviluppare cancro, diabete, problemi cariovascolari e obesità.

Programma della dieta paleo

La dieta paleo si basa sul cibo non lavorato perché questa dieta è ottima per evitare obesità, diabete e problemi cardiovascolari. Non esiste un modo corretto di mangiare, ma è bene concentrarsi sugli alimenti salutari evitando latticini, prodotti a base di frumento, legumi, soia, olio di girasole, di semi di mais e di vinaccioli. Eccodi seguito un modello di programma di dietache ti aiuterà a seguire la dieta paleo:

Colazione paleo

Per colazione, puoi fare un'omelettecon broccoli, funghi e cipolla. Assicurati di utilizzare olio di oliva, alimenti arricchiti diomega-3 e fettine di petto di pollo.

Pranzo paleo

Nella settimana iniziale, puoi prendere un'insalata verde mista, ravanelli, spinaci, peperoni, carote, cetrioli, mandorle, avocado, noci, mele, pere, ecc. Puoi preparare l'insalata unendo le varie verdure, noci e frutta. Puoi usare olio di oliva e pepe nero per dare più sapore alla tua insalata. Anche il succo di limone è importante per ridurre il grasso corporeo. Puoi mescolare pezzi dipollo, tacchino o agnello. Anche il pesce è una buona scelta, ad esempio salmone, tonno, frutti di mare, ecc.

Cena paleo

Per cena, puoi provare la zucca gialla spaghetti con la pasta condita con sugo alla marinara e pesto. Barbabietola arrostita e pollosono un'ottima cena con broccoli al vapore, spianci e asparagi al vapore. Salmone, tonno e halibut sono ottimi da fare grigliati con olio di oliva e aglio. La tua cena deve essere composta da verdure e carne magra per avere un sacco di proteine.

Dolci paleo
Puoi approffitare dei frutti di bosco e altra frutta succulenta, sono ottimi come dolce. Carote, gambi di sedano e fette di frutta sono squisiti per soddisfare la tua voglia di dolce.

Capitolo 4: piano alimentare di 30 giorni (4 settimane)

Se vuoi perdere peso, prova il piano alimentare di 30 giorni. Questo modello di piano alimentarecontiene ricette semplici e facili, puoi cambiare queste ricette con le salutari ricette paleo:

Giorno 01
Colazione: frittata con cavolo riccio
Pranzo: insalata di zucchini e pomodori
Cena: pollo all'arancia paleo

Giorno 02
Colazione: **uova al forno**
Pranzo:insalata di carote e cavolo riccio
Cena: salmone con noci e cetrioli

Giorno 03
Colazione: uova e funghi al forno
Pranzo: insalata paleo
Cena: petto di pollo

Giorno 04
Colazione: uova con frittelle di patate
Pranzo: macedonia di frutta e crema al cocco
Cena: cavolo riccio e radici commestibili

Giorno 05
Colazione: **muffin alle uova**
Pranzo: **enchiladas**
Cena: gamberetti al curry

Giorno 06
Colazione: frullato di cavolo riccio
Pranzo: pollo arrosto
Cena: cavolini di Bruxelles con mandorle e pancetta

Giorno 07
Colazione: granella di cacao, kefir e semi di canapa

Pranzo: insalata di pollo e verdura
Cena: hamburger di tacchino o pollo

Giorno 08
Colazione: uova e bacon
Pranzo: macedonia di avocado e anguria
Cena: hamburgher di tonno

Giorno 09
Colazione: muffin ai mirtilli
Pranzo: pasta alle zucchine con salsa al pomodoro
Cena: zucca gialla della varietà "spaghetti", pollo e funghi

Giorno 10
Colazione: uova strapazzate e avocado
Pranzo: insalata di tonno
Cena: pollo alle mandorle

Giorno 11
Colazione: waffle alla cannella

Pranzo: insalata di avocado e broccoli
Cena: **lasagne al forno**

Giorno 12
Colazione: pancake al cocco
Pranzo: insalata estiva
Cena: pollo rosolato

Giorno 13
Colazione: pancake al cioccolato
Pranzo: insalata di pollo
Cena: torta salata paleo

Giorno 14
Colazione: pancake al limone
Pranzo: insalata di uova
Cena: salmone con funghie porri

Giorno 15
Colazione: frullato al cocco
Pranzo: insalata di avocado, cavolo riccio e arance

Cena: manzo e zucchine

Giorno 16
Colazione: uova strapazzate o sode
Pranzo: insalata di avocado e asparagi
Cena: insalata di cavolo a coriandoli

Giorno 17
Colazione: verdura paleo e pizza di pollo
Pranzo: insalata di pollo e broccoli
Cena: cavolo riccio e tacchino alle spezie

Giorno 18
Colazione: pancake paleo
Pranzo: insalata di spaghetti di barbabietola Arugula
Cena: bistecca delizia

Giorno 19
Colazione: muffin di zucchine e zucca
Pranzo: macedonia di fragole e lavanda
Cena: pollo al curry

Giorno 20:
Colazione: milkshake al cioccolato
Pranzo: insalata di verdure crude
Cena: salmonecon zucca e patate dolci

Giorno 21
Colazione: frullato di banana, mela e cannella
Pranzo: zuppa di rape paleo
Cena: kebab di pollo e verdure

Giorno 22
Colazione: insalata di uova e lattuga
Pranzo: manzo arrosto con verdure
Cena: chips di banana

Giorno 23
Colazione: manzo arrosto con pesto
Pranzo: cavolo affogato e manzo
Cena: maiale alla senapecon insalata di cavolo

Giorno 24
Colazione: uova in salsa
Pranzo: curry al cocco

Cena: cavolfiore e tonno affumicato

Giorno 25

Colazione: manzo fritto con carote

Pranzo: uova bollite e pancetta con pomodoro

Cena: stufato con semi di zucca

Giorno 26

Colazione: omelette di pollo e asparagi

Pranzo: cozze con salsa all'aglio

Cena: pollo al limone, aglio e olive

Giorno 27

Colazione: fegato di manzo e broccoli al forno

Pranzo: costolette di agnello frittee spinaci

Cena: chili alla zucca

Giorno 28

Colazione: omelette di spinaci e cipolla

Pranzo: insalata di tonno con mandorle e lattuga

Cena: zuppa di zucca e trota alla griglia

Giorno 29

Colazione: spaghetti paleo

Pranzo: zuppa di verdure e pollo

Cena: goulash di manzo

Giorno 30

Colazione: uova e pollo con un frutto

Pranzo: patate dolci e zucchine

Cena: manzo alla Bourguignon

Note: come spuntinoè possibile mangiare frutta e verdura fresca con salse salutari. Ti aiuteranno ad alleviare il senso di fame.

Capitolo 5: ricette per la colazione paleo

Inizia la tua giornata con una colazione sana, ecco alcune deliziose ricette per rendere più facile il tuo lavoro al mattino.

Ricetta 01: muffin alle uova e pancetta

Tempo totale: 30 minuti
Porzioni: 6
Ingredienti
Pepe nero (in polvere): 1 pizzico
Uova: 8
Cipollotto tritato: 2 cucchiai
Pancetta: 6 fette
Spray da cucina: quanto basta
Pomodorini ciliegini: 1 tazza (tagliati a metà)
Procedimento:
1. Pre-riscaldare il forno a circa170 °C. Ungere 6 stampi per muffin con lo spray da cucina.

2. Cuocerela pancetta in una padella grande afuoco medio. Girare di tanto in

tanto, fino a metà cottura, per circa5 minuti.

3. Asciugare tutte le fette di pancetta con carta da cucina e tagliarla in piccoli pezzi.

4. Mescolare pepe nero, cippolotto, pomodori, uova e pancetta in una ciotola. Versare il composto negli stampi da muffin già unti con lo spray da cucina.

5. Cuocere in forno pre-riscaldato per circa 15 – 20 minuti, finché i muffin non sono rassodati al centro.

Ricetta 02: omelette al curry
Tempo totale: 30 minuti
Porzioni: 1
Ingredienti

Olio di sesamo chiaro: 1 cucchiaio

Aglio tritato: 1/2 cucchiaino

Cipolla tritata: 2 cucchiai

Cipollotto (a fette): 2 cucchiai

Peperone a pezzetti (rosso): 1/4 di tazza

Sale: 1/4 di cucchiaino da te

Coriandolo in polvere: 1/2 cucchiaio

Cumino in polvere: 1/2 cucchiaino

Curcuma in polvere: 1/2 cucchiaino

Uova sbattute: 2

Procedimento:

1. Riscaldare dell'olio di sesamo nella padella a fuoco medio. Aggiungere l'aglio e cuocerlo per circa 20 secondi per ottenere sapore.

2. Aggiungere sale, peperone, cippollotto e cipolla. Cuocere per circa un minuto in modo che le verdure diventino morbide.

3. Aggiungere la curcuma, il cumino e il coriandolo e cuocere per circa 30 secondi.

4. Spargere le verdure in modo equilibrato nella pentola, versare le uova sbattute e cuocere delicatamente per farle rapprendere, ora capovolgere e cuocere per altri 30 secondi per farle rassodare.

5. Arrotolare l'omelette sul piatto da portata.

Ricetta 03: Macedonia di frutta mista

Tempo totale: 15 minuti
Porzioni: 4
Ingredienti
Impasto
Uvetta passa: ¼ di tazza

Arance pelate e tagliate (fettine tipo bocconcini): 2

Uva rossa (senza semi): 1 tazza

Datteri a pezzi (snocciolati): ¼ di tazza

Noci a metà: ¼ di tazza

Ciliegie a metà e snocciolate: ½ tazza

Procedimento:

1. Unire le noci, i datteri, l'uvetta, le ciliegie, l'uva e i pezzi di arance in una.

2. Mescolare bene per amlagmare tutti gli ingredienti e servire fredda.

Ricetta 04: uova paleo al forno in avocado
Tempo totale: 25 minuti
Porzioni: 2
Ingredienti
Ripieno
Uova piccole: 2

Erba cippolina tritata: 2 cucchiani da te

Avocado a metà e snocciolato: 1

Prezzemolo essicato: 1 pizzico

Pepe nero in polvere e sale marino: quanto basta

Pancetta a pezzetti: 2 fette

Procedimento:

1. Preriscaldare il forno a circa 220°.

2. Rompere le uova in un recipiente, fare attenzione a mantenere i rossi intatti.

3. Disporre le metà dell'avocado in una pirofila eappoggiarle lungo i bordi per evitare di rovesciarle. Posizionare delicatamente un rosso d'uovo nella metà dell'avocado, con il cucchiaio versare il bianco d'uovo nel foro per riempirlo.

4. Ripetere la procedura con l'altro rosso d'uovo, il bianco d'uovo e l'avocado. Condire ogni metà d'avocado con pepe, sale, prezzemolo ed erba cipollina.

5. Infilare delicatamente la pirofila nel forno pre-riscaldato e cuocere per circa 15 minuti. A cottura ultimata, cospargere un po' di pancetta sull'avocado.

Ricetta 05: macedonia con lime e miele
Tempo totale: 20 minuti
Porzioni: 8
Ingredienti
Ripieno
Banane a fettine: 2 grandi

Miele: 2 cucchiai

Succo di lime: succo di 1 lime

Pinoli: 1/3 di tazza

Fragole (mondate e a fettine): circa 450 gr.

Mirtilli: 220 gr. circa

Procedimento:

1. Unire i mirtilli, le fragole e le banane in una ciotola. Spruzzare del succo di lime e del miele sulla frutta mista.

2. Mescolare bene per fare amalgamare bene tutta la frutta e aggiungere i pinoli. Servire fredda.

Ricetta 06: frittata paleo con riso di cavolfiore

Tempo totale: 30 minuti

Porzioni: 4

Ingredienti

Ripieno

Cavolfiore (in pezzi grandi): 1 testa di cavolfiore grande

olio di avocado: 2 cucchiai

Sale all'aglio: 1 pizzico

Bianchi d'uovo: 2 tazze

Uova: 4

Polvere d'aglio: 1 pizzico,

Pepe nero (in polvere): 1 pizzico

Frammenti di peperono: 1 pizzico

Procedimento:

1. Posizionare la griglia del forno a circa 15 cm dalla fonte di caloree pre-riscaldare la griglia del forno.

2. Spezzettare il cavolofiore nel mixer con l'apposita lama affilata per creare pezzetti simili al riso.

3. Riscaldare l'olio in una pentola adatta al forno a medio calore. Aggiungere il sale all'aglio e il riso di cavolfiore e mescolare bene per circa 3 – 4 minuti.

4. Mescolare sale, pepe nero, aglio in polvere, uova e chiare d'uovo insieme in una terrina. Versare il composto di cavolfiore sulla miscela di chiare d'uovo e cuocere bene per circa 5 – 7 minuti.

5. Mettere la padella stotto la griglia del forno per circa 5 – 7 minutie cuocere bene. Lasciare raffreddare per 5 minutie servire.

Ricetta 07: salsa da colazione
Tempo totale: 15 minuti
Porzioni: 6
Ingredienti
Ripieno
Pancetta: 9 fette

Pomodoro sminuzzato: 1 fresco

Cipolla tritata: ½

Salsa di pomodoro ½ tazza

Peperoncino Jalapeno(sminuzzato e senza semi): 1 fresco

Procedimento:
1. Mettere la pancetta in una padella profonda e larga. Cuocerla a medio calore in modo che si dori in modo uniforme.

2. Spegnere il fuoco e asciugare la pancetta con due fogli di carta da cucina. Versare dell'olio dalla padella e lasciarne uno strato sottile.

3. Saltare il peperoncino, il pomodoro e le cipolle in una padella, per circa 3 minuti, la cipolla deve diventare tenera. Sbriciolare le fette di pancetta nella padella e versarle

nella deliziosa salsa al pomodoro. Cuocere in modo uniforme fino a cottura ultimata.

4. Servire calda con tortilla al cocco.

Capitolo 6: ricette per pranzo paleo

Il pranzo paleo è molto importante per affrontare il tuo appetito. È importante mangiare cose salutari. Ecco alcune ricette indicate per il pranzo paleo.

Ricetta 08: Butternutsquash

Tempo totale: 15 minuti
Porzioni: 4
Ingredienti
Ripieno
Pancetta a dadini: 4 fette
Fiocchi di peperone rosso 1 cucchiaino
Aglio tritato: 1 cucchiaino
Cavolo cinese: 900 gr.
Olio di oliva: 1 cucchiaino
Sale: quanto basta
Cipolla rossa tritata: ½ piccola

Procedimento:
1. Friggere le fette di pancetta in una padella grande a fuoco medio in modo che diventino croccanti. Rimuovere la pancetta fritta e asciugare il grasso in eccesso.

Lasciare circa un cucchiao da tavola di grasso nella padella.

2. Aggiungere aglio, fiocchi di peperone rosso, cipolla e olio di oliva nella padella. Cucinare bene a calore medio in modo che la cipolla diventi tenera.

3. Ora aggiungere il cavolo cinese nella padella e coprirla con un coperchio. Cuocere per 3-5 minuti. Rimuovere il coperchio e mescolare bene per circa 2 minuti, in modo che il cavolo cinese diventi tenero.

4. Aggiungere la pancetta e condire con sale e pepe. Servire caldo.

Ricetta 09: cavolini di Bruxelles

Tempo totale: 30 minuti

Porzioni: 4

Ingredienti

Ripieno

Acqua: 3 tazze

Pancetta a dadini: 220 gr.

Sale: 1 cucchiaino

Cavolini di Bruxelles mondati: 450 gr.

Pepe nero (in polvere): 1 cucchiaino

Olio di oliva: 2 cucchiai

Aglio tritato: 2 spicchi

Procedimento:

1. Fare bollire l'acqua in una pentola e aggiungere tutti i cavolini di Bruxelles e fare cuocere per circa 5 – 7 minuti. Lasciarli leggermente sodi. Asciugarli e risciacquarli con acqua fredda. Tagliare i cavolini a metà e metterli da parte.

2. Riscaldare 1 cucchiaio di olio di oliva in una padella grande a fiamma media. Aggiungere pancetta e aglio e cuocere per circa 5 minutiper fare dorare l'aglio.

3. Aggiungere i cavolini di Bruxelles e l'olio di oliva restante. Diminuire il calore per cuocere a fiamma media e scuotere bene i cavoli per ricoprirli di tutti i sapori. Condire con sale e pepe e cuocere per 5minuti. Servire caldi.

Ricetta 10: pomodori arrostiti all'aglio
Tempo totale: 25 minuti
Porzioni: 6
Ingredienti
Ripieno
Olio di oliva: 2 cucchiai

Pomodorini datterini: 4 tazze

Sale e pepe: quanto basta

Aglio a pezzetti: 4 spicchi

Procedimento:

1. Pre-riscaldare il forno a circa230 °C. Disporre un foglio di alluminio sulla pirofila dove si desidera cuocere l'alimento.

2. Mettere aglio e pomodori in una ciotola. Aggiungere olio e mescolare bene per coprire tutti gli ingredienti. Condire con sale e pepe in base al gusto.

3. Disporre i pomodori in modo uniforme sul foglio di alluminio cosparso di olio. Cuocere i pomodori nel forno pre-riscaldato per circa 15 – 20 minuti.

4. Servire caldi.

Ricetta 11: granchio marinato
Tempo totale: 30 minuti
Porzioni: 8
Ingredienti
Ingredienti
Surimi (in fiocchi): 450 gr.

Succo di lime: 2 lime spremuti

Peperoni Serrano a dadini: 3

Pomodori a dadini: 2 grandi

Olio di oliva: 1 cucchiaio

Cipolla rossa tritata: 1

Pepe e sale: quanto basta

Coriandolo tritato: 1 mazzetto

Procedimento:

1. Mettere il surimi a pezzetti in una ciotola di vetro o di porcellana. Le ciotole di metallo o di plastica non sono consigliate.

2. Aggiungere l'olio di oliva al surimi per fare penetrare bene l'olio e aggiungere i peperoni serrano, i pomodori, la cipolla e il coriandolo.

3. Spremere entrambi i lime sopra il composto e mescolare bene il succo di lime.

4. Condire con sale e pepe quanto basta. Mettere in frigo per circa un'ora prima di servire.

Ricetta 12: insalata di funghi
Tempo totale: 25 minuti
Porzioni: 4
Ingredienti
Ripieno
Aceto balsamico: 2 ½ cucchiai

Olio di oliva: 1 cucchiaio

Sale e pepe: quanto basta

Funghi freschi (a fette): 1 tazza e mezza

Aglio tritato: 1 spicchio

Insalatina novellamista: 280 gr.

Olio di oliva: 2 ½ cucchiaini

Procedimento:
1. Riscaldare un cucchiaio di olio in una padella a fuoco medio. Aggiungere i funghi freschi e cuocere bene finché non

diventano teneri. Continuare a cuocere per ridurre il succo dei funghi a quasi 2 cucchiai.

2. Aggiungere l'olio di oliva restante, il pepe, il sale e l'aceto balsamico per creare una miscela uniforme. Spegnere la fiamma e lasciare i funghi nella padella in modo da lasciarli intiepidire.

3. Mettere l'insalatina novella in una terrina da portata e condire con la miscela di funghi caldi (i funghi eccessivamente caldi potrebbero fare appassire l'insalatina). Mescolare questa miscela e servire.

Ricetta 13: insalata di cetrioli
Tempo totale: 20 minuti
Porzioni: 4
Ingredienti
Ripieno
Aceto di sidro: ¼ di tazza

Pomodori datterini tagliati a metà: 470 gr.

Cetrioli tagliati a fette e senza semi: 3

Olio di oliva: ¼ di tazza

Cipolla tritata: 1

Capperi essicati: 110 gr.

Peperoncino essicato: 2 cucchiaini

Peperoni a dadini(giallo): 2

Procedimento:

1. Mescolare la cipolla rossa, i cetrioli, i peperoni e i pomodori in una ciotola. Mescolare dell'olio di oliva, aceto, aneto e capperi.

2. Agitare tutto bene per coprire tutti gli ingredienti. Servire freddo o a temperatura ambiente.

Ricetta 14: insalata di pancetta e mandorle

Tempo totale: 35 minuti

Porzioni: 8

Ingredienti

Ripieno

Pancetta: 220 gr.

Olio di oliva: ¼ di tazza

Aceto bianco: 2 cucchiai

Lattuga rossa (a pezzetti): 1 testa

Mandarini (essicati): 420 gr.

Honey: 3 cucchiaini

Cipollotto tritato: 1 mazzetto

Senape piccante (polvere): ½ cucchiaino

Mandorle a lamelle: ¾ di tazza

Sale aromatico al sedano: ½ cucchiaino

Paprika in polvere: ½ cucchiaino

Procedimento:

1. Prendere una padella media e scaldarla a fiamma media. Cuocere la pancetta nella padella fino a doratura. Asciugarla, farla raffreddare e sbriciolarla.

2. Ora preparare in una ciotola un condimento mescolando olio di oliva, paprika, sale al sedano, senape piccante in polvere, miele e aceto.

3. Aggiungere mandorle, pancetta, cipollotto, mandarini, e lattuga in una ciotola da portata. Versare il condimento e mescolare tutti gli ingredienti. Servire calda o fredda.

Ricetta 15: pizza paleo croccante
Tempo totale: 30 minuti
Porzioni: 4
Ingredienti
Ripieno
Olio di cocco: 1 cucchiaio
Farina di mandorle: 1 tazza
Semi di lino: 2 cucchiai
Uovo: 1

Procedimento:
Pre-riscaldare il forno a circa175°. Rivestire la leccarda con carta da forno.

Mescolare i semi di lino, l'olio di cocco, l'uovo e la farina di mandole in un mixer. Trasferire il composto sul foglio di carta da forno unto e stendere secondo lo spessore desiderato.

Aggiungere i condimenti desiderati come ad esempio verdure, cipolla, olive, pezzi di pollo e ketchup.

Cuocere nel forno pre-riscaldato fino a doratura per circa 20 minuti.

Capitolo 7: ricette per cena paleo

Ecco alcune deliziose ricette per la cena. Queste cene sono molto indicate per chi deve perdere peso.

Ricetta 16: torta al salmone

Tempo totale: 30 minuti
Porzioni: 4
Ingredienti
Ripieno
Salmone (in fiocchi e asciutto): 400 gr.

Pepe nero (in polvere): 1 cucchiaino

Uova sbattute: 2

Olio vegetale: 3 cucchiai

Cipolla tritata: 1 piccola

Procedimento:

1. Togliere tutte le lische dal salmone e separare la carne. Mettere da parte.

2. In una ciotola sbattere le uova, aggiungere il pepe, il salmone e la cipolla tritata. Mescolare bene.

3. Dare la forma di polpettine da circa 50 gr. l'una (fare circa 7 – 8 polpettine). Riscaldare una padella grande a fiamma

media con dell'olio. Friggere le polpettine per ogni lato per circa 5 minuti. Devono essere dorate e croccanti.

Ricetta 17: pollo con latte di cocco

Tempo totale: 30 minuti

Porzioni: 4

Ingredienti

Ripieno

Cumino in polvere: 1 cucchiaino

Cipolla tritata: 1

Zenzero sminuzzato: 1 cucchiaino

Peperoncino cayenne (in polvere): 1 cucchiaino

Peperoncino jalapeno sminuzzato e senza semi: 2

Curcuma in polvere: 1 cucchiaino

Aglio tritato: 2 spicchi

Coriandolo in polvere: 1 cucchiaino

Pomodori tagliati a dadini e senza semi: 3

Pollo senza ossa e senza pelle: 4 petti (metà)

Latte di cocco: 400 gr.

Sale e pepe: quanto basta

Prezzemolo tritato: 1 mazzetto

Olive oil: 2 cucchiai

Procedimento:

1. Prendere una ciotola media e mescolare coriandolo, curcuma, peperoncino cayenne e cumino. Mettere il pollo nella ciotola e condire con sale e pepe quanto basta. Strofinare tutti i lati del pollo con la miscela di spezie.

2. Riscaldare l'olio d'oliva (1 cucchiaio) in una padella a fuoco medio. Mettere il pollo nella padella e cuocere ciascun lato per circa 10 – 15 minutiin modo che diventi dorato e i succhi si restringano. Spegnere il fuoco e mettere da parte.

3. Aggiungere l'olio restante nella padella e riscaldarlo. Aggiungere aglio, i peperoncini jalapeno,zenzero e cipollanella padella e cuocere 5 minutiin modo che diventi tenero.

4. Aggiungere i pomodori mescolando e cuocere per 5 – 8 minuti. Incorporare il latte di cocco servendolo sul pollo cotto. Guarnire con del prezzemolo.

Ricetta 18: zuppa di spinaci
Tempo totale: 30 minuti
Porzioni: 8

Ingredienti

Ripieno

Olio di oliva: 3 cucchiai

Pimento in polvere: ¼ di cucchiaino

Cipolla tritata: 1

Noce moscata in polvere: ¼ di cucchiaino

Patate pelate e spezzettate: 2

Sedano tritato: 2 gambi

Zucchine tagliate a dadini: 4 tazze

Aglio tritato: 4 spicchi

Brodo vegetale: 6 tazze

Radice di zenzero tritata: 2 cucchiai

Peperoncino cayenne: 1 pizzico

Zucchero Turbinado: 1 cucchiaio

Spinaci tritati: 1 tazza

Sale marino: 2 cucchiaini

Peperone sminuzzato (rosso): ½

Curcuma in polvere: ¼ di cucchiaino

Procedimento:

Riscaldare l'olio in una pentola o padella larga a fiamma media. Aggiungere mescolando zucchero, zenzero, aglio, sedano e cipolla e cuocere per cinque minuti per ammorbidire la cipolla. Insaporire con noce moscata, pimento, curcuma e sale.

Aggiungere zucchine e patate e il brodo vegetale mescolando. Fare bollire, diminuire il calore a fiamma bassa e sobbollire per dieciminutiin modo che le patate diventino tenere.

Spegnere il fuoco e condire la zuppa con peperoncino di cayenna. Aggiungere gli spinaci e sminuzzare il composto con un mixer ad immersionefino a farlo diventare uniforme. Guarnire con peperone rosso e servire calda.

Ricetta 19: zuppa di manzo
Tempo di cottura: 30 minuti

Porzioni: 2 - 3

Ingredienti

Brodo dashi– 1 tazza

Salsa di soia– ¾ tazza

Mirin – ¾ tazza

Zucchero bianco – ¼ tazza

Spaghetti shirataki – 220 gr.

Olio di colza – 2 cucchiaini

Controfiletto di manzo (a fette) – 450 gr.

Cipolla (a fette) – 1

Olio di colza – 1 cucchiaino

Sedano (affettato) – 2 gambi

Carote (affettate) – 2

Cipollotti (in pezzi) – 5

Funghi (a fette) – 4

Tofu (cubetti) – 400 gr.

Procedimento:

1. In una ciotola mescolare zucchero, salsa di soia, mirin e brodo dashi.

2. Prendere una pentola e fare bollire gli spaghetti per 2 minuti. Controllare la cottura, a cottura ultimata, scolarli e risciacquarli con acqua fredda.

3. Prendere una padella e aggiungervi l'olio di colza. Aggiungere quindi il controfiletto di manzo e cuocerlo per circa 10 minutifinché non diventa morbido e tenero.

4. A cottura ultimata del manzo, aggiungere sedano, funghi, carote e cipolla. Mescolare bene in modo che tutti gli ingredienti si amalgamino. Ora aggiungere i cipollotti insieme agli spaghetti, al tofu e alla miscela di brodo dashi.

5. Quando il compostoarriva a bollore, servirlo in una grossa ciotola da condividere con tutta la famiglia.

Ricetta 20: insalata di cetriolini
Tempo di cottura: 25 minuti
Porzioni: 4
Ingredienti
　Uova: 8

Senape bruna: ¼ di cucchiaino

Senape in polvere: ¼ di cucchiaino

Maionese: ½ tazza

Pepe nero (in polvere) e sale: quanto basta

Cipppollotto (tritato): 2 cucchiai

Sedano tritato: 2 cucchiai

Paprika: ¼ cucchiaino

Cetriolini tagliati: 1 cucchiaio

Procedimento:

1. Nel primo passaggio mettere le uova in una casseruola (in un unico strato) e coprirle con acqua fredda. Scaldare la casseruola a fuoco medio per fare bollire l'acqua e abbassare la fiamma.

2. Cuocere le uova a bassa temperatura per circa dieci minuti. Spegnere il fuoco e rimuovere l'acqua. Lasciare le uova sode

sotto il rubinetto dell'acqua fredda corrente per qualche istante per farle raffreddare. Sgusciare le uova e tagliarle.

3. Mescolare la senape in polvere, lasenape bruna, i cetriolini, il sedano, i cippollotti, la maionesee le uova tagliate in una ciotola grossa. Aggiungere sale, pepe e paprika sulle uovae servire con cracker o riempire dei pomodori scavati e servire.

Ricetta 21: gamberetti in salsa harissa
Tempo di cottura: 20 minuti
Porzioni: 2
Ingredienti

Gamberetti congelati: 30 - 40

Acqua: ½ tazza

Mix di spezie (Ras elhanout): 1 cucchiaio

Cipolla gialla tritata: 1/3 tazza

Aglio tritato: 1 cucchiaio

Sale marino: ½ cucchiaino

Prezzemolo tritato (fresco): 1 cucchiaio

Coriandolo tritato (fresco): 1 cucchiaio

Salsa harissa: 200 gr.

Olio di oliva: 2 cucchiai

Couscous (cotto): 2 tazze

Procedimento:
1. Riscaldare il forno a circa 200°C.

2. Lavare i gamberetti con acqua fresca e farli bollire in una pentola piena d'acqua per circa 7 minutia fiamma media. Togliere l'acqua e farli raffreddare. Sgusciare tutti i gamberetti.

3. Mettere i gamberetti cotti in una ciotolataginee aggiungere l'acqua, la cipolla, il mix di spezie, il sale, l'aglio, e il prezzemolo. Versare la salsa sul compostoe condire con dell'olio di oliva. Mescolare bene.

4. Mettere la ciotola in forno per circa 20 minutisenza coprirla e nel frattempo cuocere il couscous.

5. Togliere la ciotola dal forno e mettere un coperchiotagine (a forma di cono) per coprire. Cuocere a vapore per circa 5 - 10 minuti. Servire il couscous e i gamberetti in un piatto.

Ricetta 22: zuppa di cipolle
Tempo di cottura: 30 minuti
Porzioni: 4
Ingredienti

Sedano (tritato) – ½ gambo

Cipolla (tritata) – 1

Carota (tritata) – ½

Zenzero (grattuggiato) – 1 cucchiaino

Aglio (sminuzzato) – ½ cucchiaino

Brodo di pollo – 2 cucchiai

Brodo di carne in granuli - 3 cucchiaini

Funghi (tagliati) – 1 tazza

Acqua – 2 tazze

Funghetti sott'olio (a fette) – 1 tazza

Erba cipollina (tritata) – 1 cucchiaio

Procedimento:

1. Prendere una padella e aggiungervi i seguentiingredienti quali cipolla, zenzero, carota, aglio, sedano e funghi. Mescolare bene e quindi aggiungere il brodo di pollo. Mescolare l'intera miscela e fare cuocere per 5 minuti.

2. Quando arriva a bollore, aggiungere il brodo di manzo con acqua. Coprire con il coperchio e cuocere per 10 minuti.

3. Aggiungere i funghi restanti nel fondo di una ciotola e quando la miscela di zuppa è pronta, versarla nella ciotola. Tutti gli ingredienti si mescoleranno con i funghetti.

4. Cospargere l'erba cipollina nella ciotola e servire quando pronta.

Capitolo 8: ricette di spuntini e dessert paleo

Soddisfa il tuo palato e il tuo appetito fra un pasto approfittando di queste ricette.

Ricetta 23: barrette al cacao e mandorle
Porzioni: 1 barretta
Tempo di preparazione: 30 minuti
Ingredienti

Mandorle: ¼ di tazza
Fave di cacao frantumate: ¼ di tazza
Fichi: 3

Cacao in polvere: 1 cucchiaio

Bacche di goji: ¼ di tazza

Procedimento:

1. Aggiungere le mandorle nel contenitore del mixer tritandole con la tecnica a impulsi per ottenere una consistenza grossolana.

2. Mettere le mandorle tritate in una ciotola e prelevare la polpa intera dai fichi mettendola nella ciotola con le mandorle. Aggiungere le bacche digoji, le fave di cacao e la polvere di cacao.

3. Mescolare bene tutti questi ingredienti, prelevare con le mani la miscela e formare una baretta rettangolare. E'possibileavvolgare ogni barretta in carta oleata. E' possibile dare nuovamente la forma alla barretta dopo averla avvolta nella carta oleata.

Ricetta 24: sorbetto alla mela

Tempo di cottura: 30 minuti
Tempo di raffreddamento: 4 ore e 5 minuti
Porzioni: 8
Ingredienti
Ingredienti
Mele Smith (senza torsolo e a fette): circa 500 gr.

Succo di limone: spremere 1 limone e mezzo

Miele: 1 cucchiaio

Acqua: 1 tazza e mezza

Zucchero: 1 tazza e mezza

Procedimento:
Prendere un contenitore di plastica o un sacchetto di plastica richiudibile e mescolare le mele con il succo di limone (1/2 succo) e congelarlo per una notte.

Prendere un tegame piccolo e portare acqua e zuccherro ad ebollizione a fiamma media. Diminuire il calore e sobbollire per circa cinqueminuti. Spegnere il fuoco e aggiungere il miele. Fare raffreddare questa miscela completamente.

Mettere le mele nelmixer e ridurle in polpa con il succo di limone rimanente e lo sciroppo di zucchero. Mescolare la miscela per renderla uniforme. Le bucce di mela daranno una consistenza unica a questo sorbetto.

È possibile trasferire il composto nella gelatiera e congelarlo come da istruzioni. Lasciare il sorbetto a temperatura ambiente per almeno 10 minuti prima di servire.

Ricetta 25: Datteri ripieni
Tempo di cottura: 30 minuti
Porzioni: 25
Ingredienti
Ingredienti
Cioccolato tritato: 220 gr.

Datteri Medjool (snocciolati): 25

Noci pecan a metà: 25

Cocco tritato (zuccherato): 2 cucchiai

Preparazione:
Mettere il cioccolato in una ciotola di plastica o di vetro e riscaldarlo nel

microonde per circa due minuti e mescolare ogni trenta secondi per renderlo uniformeh.

Rivestire la leccarda da forno con un foglio di alluminio e riempire ogni dattero con una metà di noce pecan e posizionare sul foglio di alluminio.

Cospargere il cioccolato fuso sui datteri e anche il cocco. Mettere i datteri nel freezer e congelare per quasi un'ora. Servire con noci aggiuntive in base al gusto.

Ricetta 26: macaron deliziosi

Porzioni: 18

Tempo totale: 30 minuti

Ingredienti

Ingredienti

Olio di oliva spray

Cocco in fiocchi (non zuccherato): 2 tazze e 1/2

Farina 00: 1 tazza

Anacardi: 3/4 di tazza

Acqua: 3/4 tazza

Zucchero grezzo (Turbinado): 1/2 tazza

Sale: 1/2 cucchiaino

Estratti di mandorla: 1/2 cucchiaino

Procedimento:

1. Pre-riscaldare il forno a circa 200°. Ungere la teglia da forno con l'olio spray da cucina.

2. Unire la farina e il cocco in una ciotola grande.

3. Usare un mixer per formare una purea con l'estratto di mandorla, il sale, lo zucchero, l'acqua e gli anacardi.

Mescolare la miscela con gli anacardi nella miscela di cocco e mescolarle bene.

4. Formare delle palline da 2 cm. e mezzo dalla miscela di cocco dando una forma piatta. Disporre le palline sulla teglia da forno.

5. Cuocere i macaron nel forno pre-riscaldato per circa12 – 15 minutiin modo che i bordi diventino dorati.

Ricetta 27: torta alla mousse di melasenza zucchero

Tempo di cottura: 30 minuti
Porzioni: 12
Ingredienti
Ingredienti
Lievito in polvere: 1 cucchiaino

Bicarbonato di sodio: 1 cucchiaino

Zucchero di canna o sostituto dello zucchero: ¾ di tazza

Uova: 2

Estratto di vaniglia: 1 cucchiaino

Cannella in polvere: ½ cucchiaino

Noce moscata (in polvere): ½ cucchiaino

Uvetta: ½ tazza

Sale: ½ cucchiaino

Farina multi-uso: 2 tazze

Mousse di mela non zuccherata: 1 tazza e ½

Procedimento:

1. Pre-riscaldare il forno a quasi200 °C e ungere una teglia da forno con olio spray da cucina. Mettere da parte.

2. Setacciare insieme il lievito in polvere, il bicarbonato, la cannella, il sale, la noce moscata e la farina. Mettere da parte.

3. Sbattere le uova e aggiungere zucchero, vanigliae mousse di mela. Aggiungere la miscela di farina nella miscela di uova e sbattere bene per rendere uniforme. Ora aggiungere l'uvetta.

4. Versare questa pastella nella teglia da forno unta e cuocere nel forno pre-riscaldato per quasi un'ora. Inserire uno stuzzicadenti nel centro, se quando si rimuove è pulito, la torta è pronta. Servire fredda.

Ricetta 28: biscotti ai cornflakes

Porzioni: 24
Tempo totale: 30 minuti
Ingredienti

Zucchero di canna (confezionato): 1 tazza

Zucchero dietetico: 1/2 tazza

Burro ammorbidito: 1/2 tazza

Estratto di vaniglia: 1 cucchiaino

Uova: 2

Farina multi-uso: 3/4 di tazza

Cornflakes: 5 tazze

Cocco in fiocchi: 1 tazza e mezza

Procedimento:

1. Pre-riscaldare il forno a circa190°C. Rivesti una teglia per biscotti con carta da forno.

2. Lavorare a crema lo zucchero bianco, lo zucchero di canna e il burro in una ciotola e aggiungere lavaniglia e le uova. Sbattere bene.

3. Aggiungere farina e mescolare bene per amalgamare. Mescolare il cocco e icorn flakes. Amalgamare bene questa miscela e

versare in una teglia da forno rivestita di carta da forno a cucchiaiate con un cucchiaino da tè.

4. Cuocere nel forno pre-riscaldato per circa 8 – 10 minuti.

Ricetta 29: biscotti al cocco
Porzioni: 8
Tempo totale: 30 minuti
Ingredienti
Ingredienti
Chiare d'uovo: 2 grandi

Zucchero bianco 1/2 tazza

Sale: 1/8 cucchiaino

Succo di lime: 1 cucchiaino

Cocco in fiocchi tostato: 198 gr.

Cacao in polvere (senza zucchero): 1 cucchiaio

Procedimento:

1. Pre-riscaldare il forno a circa150 °C. Rivestire la teglia da forno con carta da forno.

2. Montare a neve le chiare d'uovo in una ciotola di metallo o di vetro. Aggiungere lentamente lo zucchero e continuare a sbattere finché il composto non è montato.

3. Ora sollevare lo sbattitore, il composto di chiare d'uovo dovrebbe creare dei mucchietti morbidie non delle punte

aguzze. Aggiungere il succo di lime e il sale continuare a montare finchè il composto non "scrive". A questo composto mescolare delicatamente la polvere di cacao e il cocco.

4. Versare questo composto a cucchiaiate nella teglia da forno rivestita di carta da forno. Cuocere per circa 20 minutifino a completa doratura. Raffreddare sul piano di cottura e trasferire su una griglia.Conservare in un contenitore ermetico per consumare in seguito.

Ricetta 30: Pancake

Tempo di cottura: 20 minuti
Porzioni: 4
Ingredienti:
Pancake

Farina di cocco: 1 tazza

Cocco (a basso contenuto di grassi): 1 tazza

Latte di mandorla: ¼ di tazza

un pizzico di sale

Guarnizione

Mele tagliate: 1 tazza

Cannella in polvere: ¼ di cucchiaino

Dolcificante: 1 cucchiaio o in base al gusto

Procedura:
Guarnizione di mele

Unire ¼ di tazza di acqua e mele in un tegame e fare bollire. Sobbollire per circa 5 – 7 minutiper fare ammorbidire le mele.

Aggiungere il dolcificante e la cannella in polvere alle mele e mescolare bene.

Pancake

Mescolare tutti gli ingredientidei pancake in una ciotola sbattendoli bene per creare una pastella omogenea. Lasciare riposare per circa dieciminuti. Versare un quarto di burro a ridotto contenuto di grassi in una padella anti-aderente.

Versare un po' di pastella nella padella e spargerla leggermente. Cuocerla da un lato finché non diventa dorata e quindi girarla fino a doratura dell'altro lato. Quando entrambi i lati sono dorati, trasferire il pancake in un piatto. Formare quanti pancake possibili e servirli con la guarnizione di mele.

Nota:è possibile fare il latticello sbattendo dell'acqua con cinquecucchiai di caglio.

Conclusioni

La dieta paleo è particolarmente indicataper evitare gli effetti nocivi del cibo eccessivamente lavorato e dei carboidrati. La dieta occidentale non fa bene alla salute perché può causare numerose malattie croniche.

Il diabete di tipo 2, il cancro e le malattie cardiovascolari sono collegateal consumo di cibo lavorato. Il cibo lavoratofavorisce l'obesità e le malattie del tratto digestivo e crea disordine nella tua vita. La dieta paleo è un ottimo passo in avanti verso un corpo in salute perché il cibo genuino ti salverà da un sacco di problemi di salute.

Questo libro è stato ideato come guida per farti conoscere la dieta paleo e i relativi piani alimentari. Programmi di esercizio e errori comuni. Se vuoi seguire una dieta paleo,questo libro è un buon punto di partenza.

Parte 2

Introduzione

Voglio ringraziarti e congratularmi con te per aver scaricato questo libro.

Questo libro contiene le risposte a tante domande riguardanti la perdita di peso e la Paleo Dieta e individua aspetti molto importanti che è necessario conoscere, in sostanza, un background teorico, per trarre vantaggio dalla tua dieta. Una volta che i concetti saranno chiari, sarai in grado di seguire la Paleo Dieta in modo più religioso ei risultati saranno divini!

Grazie ancora per aver scaricato questo libro, spero che ti piaccia!

Un segreto del passato – la Paleo Dieta

La Paleo Dieta può essere classificata come dieta intrigante. La formulazione di questa dieta può sembrare nuova, ma l'aspetto sorprendente è che il fondamento di questa dieta si basa sui modelli alimentari degli antichi cacciatori. Queste erano le persone che vagavano per la Terra milioni di anni fa nell'età della pietra. A quel tempo, le scelte alimentari erano limitate e le persone dovevano mangiare ciò che era stato donato da Madre Natura.

La principale fonte di cibo per questi antichi cacciatori era quella che riuscivano a cacciare, naturalmente.

Tuttavia, avevano a disposizione anche diverse varietà di frutta e verdura da usare. Può essere un po' sorprendente per te sapere che il cibo di questi antichi antenati aumentava il loro metabolismo e questa è una delle ragioni della sua esistenza ancora oggi. Fortunatamente possiamo usare questa dieta perché i nostri geni sono identici al 99,9 per cento di quelli degli antenati paleolitici.

L'aspetto interessante è che gli antichi cacciatori erano abbastanza sani e non soffrivano di gravi condizioni di salute come malattie degenerative e croniche. Sono i cambiamenti dello stile di vita che ci hanno costretto a gestire un sacco di problemi. Le loro fatiche fisiche erano di gran lunga superiori a quelle che dobbiamo affrontare oggigiorno: la caccia non era un lavoro facile! Era la loro dieta che li teneva in piedi. La caccia principale dell'uomo medio moderno è rivolta a scoprire il take away più veloce!

Gli antichi umani soddisfacevano il loro apporto proteico attraverso la carne di pesce e ricavavano acidi grassi dalla stessa fonte. Le bacche e le noci erano il loro regime dietetico quotidiano. Mentre oggi siamo dipendenti dal cibo trasformato, gli alimenti trasformati erano completamente estranei nelle diete degli antichi antenati, in quanto non esistevano. Non avevano nemmeno prodotti caseari. In sostanza, erano seguaci di cibo a basso contenuto di carboidrati.

Dal momento che non c'era nessun "manzo nutrito con cereali" nella gastronomia all'angolo da comprare, i cacciatori antichi consumavano circa il 65 per cento di carne selvatica. Questa contiene solo il 10 percento di grasso. La carne selvatica ha un rapporto più elevato di grassi polinsaturi e questi grassi sono classificati come sani.

La disponibilità di carne non era presente per gli antenati durante tutto l'anno, quindi dipendevano in larga misura da verdure non coltivate. Senza la creazione dei frigoriferiavvenuta migliaia di anni dopo, questi popoli del Paleolitico non avevano accesso a un adeguato deposito di cibo, quindi qualsiasi cosa consumassero era fresca. Questo è lo sfondo storico della PaleoDieta. È uno dei programmi di dieta più incoraggianti se stai cercando uno stile di vita sano e perdere peso.

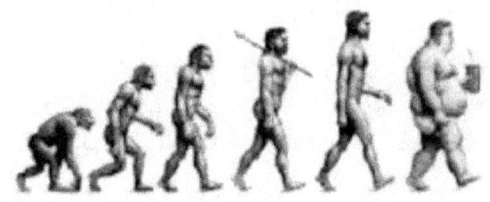

Questa immagine racconta chiaramente la storia di come i tempi moderni hanno avuto un impatto sulla nostra salute e le ripercussioni di ignorare la PaleoDieta.

Miracoli salutari della Paleo Dieta

Sin dai tempi antichi, gli umani hanno vissuto enormi cambiamenti nel proprio stile di vita. Sfortunatamente i nostri corpi non sono attrezzati per gestire questi cambiamenti. A confronto delle minacce offerte ai predatori del Paleolitico, noi siamo crudeli con i nostri corpi seguendo una dieta ricca di carboidrati, per questo dovremmo seguire lo schema alimentare dei nostri antichi antenati. Questo è uno dei motivi per cui la stretta associazione tra malattia e dieta è diventata molto chiara. Dovremmo seguire una dieta povera di carboidrati e ricca di proteine, ma nella maggior parte dei casi, stiamo facendo il contrario.

Il risultato è che dobbiamo combattere malattie come l'artrite, il cancro e il diabete. Oltre a questi problemi l'obesità è un problema che perseguita ogni persona e costituisce la causa principale di tutte le malattie. La perdita di peso è ora diventata un incubo. Questi termini erano estranei agli antenati del Paleolitico. Ora questo richiede un cambiamento. Ciò significa che dobbiamo rivedere i modelli alimentari dei nostri antichi antenati e risolvere il problema. La risposta perfetta è la Paleo Dieta.

Ora, quando stai seguendo la Paleo Dieta, soddisfi il tuo fabbisogno di carboidrati attraverso frutta e verdura. Fortunatamente la risposta glicemica di frutta e verdura è inferiore rispetto ai prodotti lattiero-caseari e ai cereali. La buona notizia è che frutta e verdura sono ottimi antiossidanti e proteggono il tuo corpo dai danni dei radicali liberi.

Dobbiamo anche dire addio ai grassi trasformati. Abbiamo bisogno di grassi di qualità che promuovano i nostri processi corporei per assorbire la vitamina K, A, D ed E. La Paleo Dieta promuove anche l'uso di acidi grassi Omega 3 sotto forma di pesce. Questi acidi grassi Omega 3 promuovono la creazione di membrane che aiutano a creare tessuti sani. La dieta moderna che stiamo seguendo oggi ha un rapporto maggiore di acidi grassi Omega 6, non necessari.

Siamo legati ad un'alta assunzione di zuccheri che sconvolge l'ecosistema del nostro corpo. La Paleo Dieta dice di no allo zucchero in eccesso. Non sarebbe sbagliato affermare che la Paleo Dieta è decisamente un cambiamento in meglio del nostro stile di vita, quindi dobbiamo accogliere il cambiamento piuttosto che dire di no.

Convincere te stesso a dire "Sì" alla Paleo Dieta

Leggi questi punti molte volte e poi capirai davvero perché la Paleo Dieta è perfetta per te.

- Il perfetto equilibrio dei grassi nella Paleo Dieta ti dà cellule sane.
- La Paleo Dieta incoraggia il consumo di acidi grassi e aiuta nello sviluppo delle funzioni del cervello.
- La Paleo Dieta richiede un consumo di proteine sane. È un *must* per la costruzione della massa muscolare.
- Lo zucchero è il tuo più grande nemico dell'intestino e porta all'infiammazione dello stesso. La Paleo Dieta ti suggerisce di dire no allo zucchero.
- Sarai in grado di sbarazzarti di quelle allergie insopportabili quando i cereali vengono eliminati dalla tua dieta.

- La Paleo Dieta è sicuramente una dieta a basso contenuto di carboidrati, quindi questo significa perdita di peso.

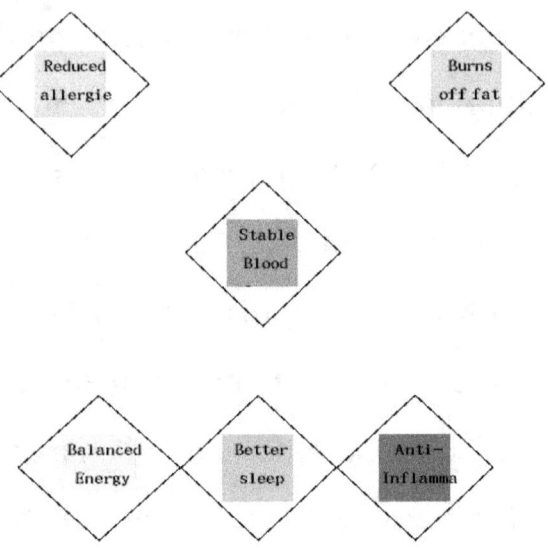

Studi sulla Paleo Dieta - Funziona?

La Paleo Dieta è da sempre una questione controversa tra le organizzazioni nutrizionali e gli operatori sanitari. La maggior parte ha abbracciato questa dieta, ma alcuni hanno ancora problemi per quanto riguarda l'autenticità di essa. Il modo migliore per trovare la risposta perfetta è studiare la Paleo Dieta alla luce della ricerca scientifica.

Ciò che segue sono alcuni degli studi abbastanza convincenti.

Il primo studio proviene da *Diabetologica* scritto da Lindeberg nel 2007.

Ventinove persone con alti livelli di zuccheri nel sangue e malattie cardiache erano state assegnate casualmente alla dieta mediterranea e alla Paleo Dieta. 14 persone alla Paleo Dieta mentre 15 persone alla dieta mediterranea. Nessuno dei gruppi aveva restrizioni caloriche. I valori che venivano misurati erano il peso, i livelli di insulina e la circonferenza della vita. Lo studio è durato per circa 12 settimane. Dopo tale periodo, le persone che erano state sottoposte alla Paleo Dieta avevano riscontrato una diminuzione del glucosio pari a circa il 26%. L'altro gruppo aveva ottenuto una diminuzione del glucosio pari al 7%.

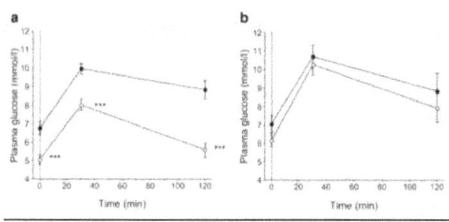

Il gruppo Paleo Dieta aveva ottenuto una significativa diminuzione del peso di circa 5 kg.

Un altro studio è citato anche in *"Effetti di un intervento a breve termine con una dieta paleolitica in volontari sani"* (Osterdahl, 2008).

A quattordici studenti era stato chiesto di seguire la Paleo Dieta per circa tre settimane senza un gruppo di controllo e questi studenti avevano ottenuto una diminuzione di peso di circa 2,3 kg.

Questo mostra chiaramente almeno un fatto: la scienza supporta il concetto che la perdita di peso ha una connessione diretta con la Paleo Dieta.

Come riempire la tua dispensa con cibo sano

Senza zucchero, senza cereali e senza latticini potrebbe sembrare scioccante per alcune persone, dal momento che siamo letteralmente cresciuti mangiando cibo non sano. Inizialmente, la dispensa Paleo potrebbe sembrare un termine estraneo a te, ma una volta che fai scorta di alimenti base, le cose diventeranno più facili! Tuttavia, deve essere un processo graduale.

Inizia con la pulizia della dispensa
Hai bisogno di pulire il frigorifero, il congelatore e la dispensa, solo così puoi pensare bene. Assicurati di dare un'occhiata agli oggetti attualmente nella dispensa. Leggi le etichette e se c'è

qualcosa che non è senza glutine, devi eliminare quegli articoli. Una volta che hai finito con questa parte, avrai bisogno anche dei tuoi strumenti Paleo.

Strumenti Paleo per la cucina
- Padella per friggere
- Vasetti e brocche di vetro
- Robot dacucina
- Miscelatore
- Palette
- Foderedi muffin
- Coltellidacuoco
- Affettatrice

E' tempo di riempire la dispensa

Di seguito sono riportati alcuni degli elementi che devi assolutamente avere nella dispensa.

Le farine appropriate

La farina di mandorle è abbastanza ricca di proteine ed è anche un ottimo antiossidante. È anche un sostituto perfetto per le farine con glutine. La farina di mandorle viene prodotta sbollentando le mandorle e poi la pelle viene rimossa dalla mandorla. Alla fine, vengono macinate in polvere fine.

Un'altra grande alternativa alle farine con glutine è la farina di cocco. Viene prodotta essiccando e macinando la polpa di cocco.

Oli sani

L'olio di cocco è un grasso sano che viene estratto dalla noce di cocco. È stabile al calore e si ossida lentamente, quindi è una scelta appropriata per fritture ad alte temperature. La scelta appropriata è olio di cocco vergine. Così non dovrai preoccuparti delle calorie in eccesso. L'olio d'oliva è un'ottima alternativa per cotture a basse temperature ed è ideale per l'uso in insalate e condimenti.

Grandi alternative al latte

Scegli il latte di cocco in scatola, poiché non contiene conservanti artificiali ed è ottimo per la salute. Assicurati che il latte in scatola sia esente da gomma di Guar, poiché alcune persone hanno sensibilità ad esso. Il latte di mandorle non zuccherato è ugualmente utile ed è ottimo per la tua salute.

Dolcificanti
Il miele biologico crudo può essere un'ottima alternativa ai dolcificanti artificiali. Il miele contiene monosaccaridi, che sono più facili da elaborare e assorbire dal corpo. Lo sciroppo d'acero puro può anche rivelarsi un ottimo dolcificante. Non è raffinato ed è naturale. Un altro ottimo agente dolcificante è lo zucchero di cocco. È prodotto dalla linfa dei boccioli di fiori dell'albero di cocco. Ha un indice glicemico molto basso quindi funziona bene per te.

Prodotti da frigo

- Limoni
- Insalate verdi
- Zucchine
- Bacche
- Spinaci

Prodotti da congelatore

- Pollo
- Pesce
- Salsicce
- Gamberi
- Vegetali surgelati (come cavolfiore)

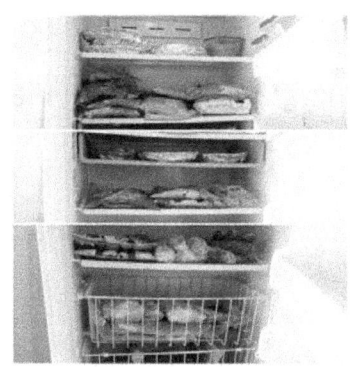

Preparazione mentale per la Paleo Dieta

Può essere piuttosto scoraggiante passare dalle tue attuali abitudini alimentari alla Paleo Dieta. Molti di voi dovrebbero abbandonare la tradizionale scuola di pensiero riguardo al mangiare! Molti di noi credono che i carboidrati siano la principale fonte di energia. Può essere un po' sorprendente che le cellule del nostro corpo preferiscano il grasso (chetoni) per l'energia. Che ci crediate o no, questi grassi salutari sono una fonte di carburante migliore. Ci vorrà del tempo perché il tuo corpo si adatti al cambiamento, ma funzionerà.

Dovrai inizialmente inviare un segnale al tuo corpo e questo ti permetterà di liberarti dei tuoi beni più preziosi come lo zucchero. Potresti desiderarlo, ma devi prepararti mentalmente a combattere questa battaglia. A poco a poco il tuo corpo smetterà di desiderare il consumo di zucchero in eccesso e ti sentirai più vibrante. I tuoi allenamenti diventeranno anche più orientati ai risultati. Il tuo grasso corporeo diminuirà e arriverai più vicino a raggiungere i tuoi obiettivi di perdita di peso. Persistere è la chiave.

È necessario anche ottenere concetti chiari. La Paleo Dieta non riguarda l'eliminazione dei carboidrati. Incoraggia un sacco di carboidrati sani contenuti in frutta e verdura. Rifiuta l'uso eccessivo di carboidrati. Una volta che i concetti sono chiari per te, l'adattamento del cambiamento non sarà affatto la parte difficile.

Ipnotizzati. Funzionerà. Una volta che ti rassicuri che la Paleo Dieta cambierà la tua vita in meglio, fare piccoli sacrifici non sarà così difficile. La Paleo Dieta è destinata a cambiare le cose per il meglio. Fidati dei tuoi antenati!

Piano di 7 giorni con laPaleo Dieta

GIORNO 1:

Colazione - un ottimo inizio può essere una Paleo frittata

Pranzo - goditi la tua bistecca o pollo preferito con una ciotola di insalata

Snack - una grande scelta può essere fette di mela con burro di mandorle

Cena - stufato di pollo a cottura lenta

GIORNO 2:

Colazione - inizia con Paleo pane alla banana

Pranzo - verdure saltate o sbollentate

Snack –lattina di tonno

Cena   – taco

GIORNO 3:

Colazione - l'opzione eccellente è pancake alla banana

Pranzo - zuppa di verdure

Snack - macedonia di frutta

Cena - una cena perfetta può essere farcita con peperoni

GIORNO 4:

Colazione -Paleo muffin

Pranzo - la scelta golosa è wrap bacon con lattuga

Snack - uova sode

Cena - coccolarsi con lefajitas

GIORNO 5:

Colazione - uova e bistecca

Pranzo - verdure e salumi

Snack - prova a mangiare un avocado

Cena -bastoncini di pollo Paleo

GIORNO 6:

Colazione - patate fritte patate e uova

Pranzo - panini al peperoncino

Snack - mangia delle mandorle

Cena - pesce alla griglia

GIORNO 7:

Colazione -carne / verdure / uova strapazzate

Pranzo - pollo grigliato

Snack - insalata di pollo e piselli

Cena -verdure e carne soffritta

Mangiare Paleo al ristorante

Molti di noi vogliono attenersi a una Paleo Dieta anche quando cenano fuori (mantenendo però le buone maniere a tavola). Fornirò solo alcuni consigli che ti aiuteranno a goderti il pasto in un ristorante, mentre stai seguendo la Paleo dieta.

1. Ordinare la carne senza salse o fare esplicita richiesta che la salsa sia posizionata sul lato.
2. Decidere il contorno è anche molto importante. Non ordinare riso, patate o fagioli. Basta ordinare alcune verdure

extra. Se ciò non è possibile, basta non ordinare alcun contorno.

3. I fan del cibo messicano possono sicuramente ordinare i tacos, ma assicurati che siano lontani dalletortillas. Puoi anche richiedere la salsa guacamole.

4. Puoi sicuramente assaggiare un boccone del tuo cibo italiano preferito. L'unica cosa che devi fare è eliminare la pasta perché anche una gustosa bistecca italiana è un piacere.

5. Anche il tuo amore per il sushi non deve morire di una morte dolorosa. Ordinalo senza riso.

Questo piano alimentare semplice ma efficace può aiutarti a gustare i pasti al ristorante. Hai solo bisogno di persistere in una dieta intelligente piuttosto che non andare in un ristorante. Buon appetito!

Mordere una deliziosa colazione Paleo

Ora arriviamo all'aspetto più importante: Paleo a colazione! Se vuoi mangiare bene e, se stai leggendo questo libro, questo è il presupposto, allora hai bisogno di padroneggiare l'arte di preparare una deliziosa colazione Paleo! Di seguito sono riportate alcune delle migliori ricette che possono aiutarti a preparare una deliziosa colazione Paleo e, nello stesso tempo, perdere peso.

Granella croccante di cocco e mango

La granella croccante di cocco e mango può essere la tua colazione perfetta. È senza glutine e gustosa. Puoi sgranocchiare questo preparato senza doverti preoccupare delle calorie in eccesso.

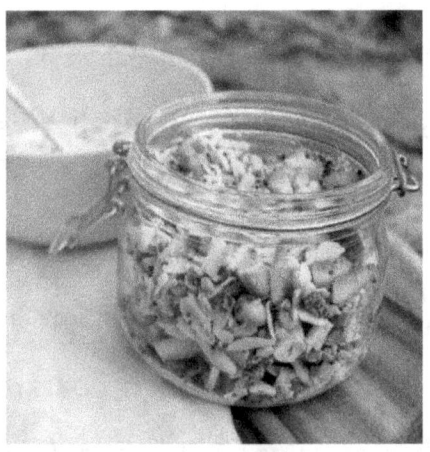

Ingredienti:

- 3 tazze di fiocchi di cocco non zuccherati

- 2 cucchiai di semi di chia
- 1/3 tazza di farina di semi di lino
- ½ tazzadi farina dimandorle
- ½ tazza di olio di cocco fuso, sciolto
- ½ tazza dimango essiccato a tagliato a pezzi

Istruzioni:

1. **Stendere la carta da forno su una teglia e preriscaldare il forno a 150°C.**
2. **Prendere una ciotola e aggiungere l'olio di cocco. Ora aggiungere i semi di chia, la farina di semi di lino e la farina di mandorle.**
3. **Ora versare gli ingredienti dalla ciotola nella teglia e lasciare cuocere la miscela per circa venti minuti. Decorso**

il tempo, estrarre la teglia e utilizzare una spatola per capovolgere tutti i lati in modo uniforme.
4. Riposizionare la teglia nel forno e lasciare cuocere la miscela per altri 10-15 minuti.

Tempo di preparazione: 15 minuti

Tempo di cottura: 40 minuti

Dosi:1 tazza

Calorie totali: 200

Colazione conBurrito

Ora puoi concederti uno squisito burrito a colazione. È veloce da preparare e sicuramente ideale quando si cerca di perdere peso.

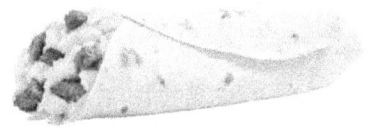

Ingredienti:

- 4 uova con albumi e tuorli separati
- ½ cipolla, tritata
- 1 -2 pomodoritritati
- ¼ tazza di peperoncini verdi in scatola
- ¼ tazzadi olive nere
- 1 peperonerosso
- 1 peperoneverde
- ¼ tazzadicoriandolotritato
- ½ tazza di carne cotta (pollo triturato)

Istruzioni:

1. Per prima cosa montare gli albumi.

2. Ungere leggermente una padella e posizionare la miscela di albume nella padella. È necessario ruotare la padella in modo che gli albumi possano diffondersi sottilmente e in modo uniforme.

3. Dopo trenta secondi mettere un coperchio sulla padella e far cuocere gli albumi per circa 1 minuto. Ora usare una spatola di gomma per allentare i lati della tortilla all'uovo. Ripetere questa procedura con la miscela rimanente di albume.

4. Ora usare la stessa padella e far saltare le verdure. Aggiungere le cipolle, i pomodori, le olive, i peperoncini verdi,

il peperone rosso, il peperone verde, la carne cotta nella padella.

5. Prendere una ciotola e sbattere i tuorli e aggiungere quei tuorli al composto vegetale nella padella.

6. Ora mettere la miscela di verdure nella tortilla al bianco d'uovo e arrotolarla per formare un burrito. Servire con salsa.

Tempo di preparazione: 15 minuti

Tempo di cottura: 5- 7 minuti

Dosi: 1 burrito per piatto

Calorie totali: 77

Pancakesaimirtillirossi
Al mattino non c'è niente di meglio dei deliziosi pancakes ai mirtilli rossi. Ti

daranno l'energia di cui hai bisogno per tutto il giorno e sono senza glutine. Una scelta eccellente di sicuro.

Ingredienti:

- ½ tazzadi farina dicocco
- 1 cucchiaio di lievito per dolci
- 5 uova
- 1 tazza di salsa di mele senza zucchero
- 1 cucchiaio e ½ di olio di canola
- 1 vaniglia
- 2 cucchiaidistevia
- 1/8 cucchiainodi sale
- 1/8 cucchiainodinocemoscata
- ¾ tazzadimirtilli

Istruzioni:

1. Prima di tutto setacciare il lievito e la farina di cocco in una ciotola.

2. Ora aggiungere le uova, la salsa di mele, la vaniglia, la stevia, il sale e la noce moscata nella ciotola.

3. Assicurarsi di preriscaldare la piastra per frittelle a 350 gradi.

4. Ora aggiungere l'olio di canola nella padella. Versare mezzo bicchiere di miscela di pancake nella padella.

5. Una volta che la frittella inizia a bollire, girarla e cuocere per altri minuti.

6. Servire i pancake con i mirtilli sopra.

Tempo di preparazione: 10-15 minuti

Tempo di cottura: 2-3 minuti

Dosi: 2 pancakes per persona

Calorie totali: 266

Pranzo interamente Paleo

Quando si desidera perdere peso, è necessario assicurarsi di avere un pranzo sano, essendo sicuri di mantenere le calorie sott'occhio. Di seguito alcune delle migliori ricette per il pranzo Paleo che ti conquisteranno il cuore (e, speriamo, lo stomaco) di sicuro!

Salmone al forno con limone
Niente può essere più sano di un pranzo con salmone al forno con limone. Questo è appetitoso e nello stesso tempo non ti devi preoccupare di ingrassare.

Ingredienti:

- 32 once di pezzo di salmone

- 1 limone a fette

- 1 cucchiaiodicapperi

- sale a piacere
- pepe nero a piacere
- un pizzico di pepe rosso
- 1 cucchiaio di timo fresco
- olio d'oliva per friggere

Istruzioni:

1. Prendere una teglia da forno e ricoprirla con la carta forno.

2. Posizionare il pezzo di salmone sulla teglia con il lato della pelle rivolto verso il basso.

3. Ora condire il pezzo di salmone con pepe nero, sale e pepe rosso e aggiungere un po' d'olio d'oliva.

4. Disporre i capperi sulla teglia insieme al salmone.

5. Mettere il limone e il timo sopra il salmone.
6. Riscaldare il forno a 400°F. Mettere il salmone nel forno e cuocere per 25 minuti.

Tempo di preparazione: 15-20 minuti

Tempo di cottura: 25 minuti

Dosi: 6 once per persona (circa 2-3 persone)

Calorie totali:5 calorie a dose

Lasagna di zucchine and melanzane
Bene, chi ha detto che non puoi concederti le lasagne quando stai seguendo una Paleo Dieta? È solo una questione di creatività e ora hai una buona alternativa alla lasagna

tradizionale e cioè le lasagne di zucchine e melanzane.

Ingredienti:

- 1 cipollagiallatritata
- 2 spicchid'agliotritati
- 2 cucchiaio di olio extravergine di oliva
- 1 tazza di carne macinata
- ½ tazza di salsa di pomodoro
- ½ tazza di pomodoro concentrato
- 1 fogliadialloro
- 3 ramettiditimo
- sale e pepe nero a piacere
- paprika in polvere a piacere
- ½ tazzadiacqua
- 1 melanzana
- 1 cucchiainodi sale
- ½ cucchiainodipepenero

- 1 cucchiaio di olio extravergine di oliva
- ½ tazza di foglie di basilico
- 1 tazzadifunghi
- 2 tazzedispinaci
- 2 zucchinetritate
- 1 testadicavolfiore
- 1 cucchiaiodi olio d'oliva
- ½ cucchiaiodi sale
- ½ cucchiaino di aglio in polvere
- 2 peperonciniverditagliati

Istruzioni:

1. È necessario iniziare con la salsa di carne. Prendere un robot da cucina e aggiungere le cipolle e l'aglio. Prendere questo trito e aggiungerlo in una padella con olio d'oliva riscaldato.

Condire la cipolla e l'aglio con sale e pepe e cuocere per 12-15 minuti.

2. Ora aggiungere il manzo alla padella e cuocere per altri 15 minuti e aggiungere la paprika se necessario. Quindi aggiungere il pomodoro concentrato e cuocere per altri 5 minuti.

3. Il passo successivo è aggiungere la salsa di pomodoro, il timo e l'alloro nella padella. A questo punto aggiungere circa mezzo bicchiere d'acqua nella padella.

4. Ora lasciare cuocere la miscela per circa un'ora mescolando di tanto in tanto. Scartare l'alloro e il timo una volta che i

sapori si sono amalgamati nella miscela.

5. Ora preriscaldare il forno a 350°F.
6. Ora tritare la melanzana e condirla con sale. Lasciare da parte per circa 15 minuti. Dopoquindiciminuti, sciacquare e asciugare la melanzana.
7. Aggiungere l'olio d'oliva nella padella e aggiungere le melanzane. Cuocere la melanzana per circa 2-3 minuti finché non diventa marrone dorato su entrambi i lati.
8. Ora sovrapporre la lasagna. Puoi mettere delle fette di melanzana sul fondo e aggiungere la salsa di carne in cima. Quindi aggiungere i funghi e il basilico. Ora aggiungere il rimanente

sugo di carne. Ora fare uno strato con zucchine e spinaci. Aggiungere più sale e pepe se necessario. Condire con olio d'oliva. Lasciare cuocere la lasagna per circa 40-45 minuti.

9. È ora di preparare la copertura. Aggiungere il cavolfiore in un robot da cucina. Il cavolfiore dovrebbe avere una consistenza fine.

10. Prendere una padella e aggiungere un po' d'olio d'oliva. Aggiungere la miscela di cavolfiore nella padella. Ora mettere la polvere di aglio, il sale e i peperoncini verdi nella miscela di cavolfiore. Ora lasciare cuocere questa miscela per circa 6 minuti in più.

11. Una volta che la miscela di cavolfiore è pronta, aggiungerla sopra la lasagna. Ciò significa che è necessario aggiungere la miscela di cavolfiore una volta che la lasagna è stata nel forno per circa 20 minuti. Una volta aggiunto il condimento alla lasagna, continuare la cottura nel forno per il tempo rimanente.

Tempo di preparazione: 1 ora

Tempo di cottura: 40-45 minuti (Tempo di cottura della lasagna)

Dosi: 5-6

Calorie totali: 169

Deliziosa cena Paleo

La maggior parte di noi tende a saltare la cena quando stiamo cercando di perdere peso, anche se è il pasto più importante della giornata! Le seguenti meravigliose ricette negano questo approccio perché l'obiettivo principale è portarti ad uno stile di vita sano e perdere peso allo stesso tempo.

Spiedini di pollo

Gli spiedini di pollo sono il piatto "da leccarsi le dita" e non potrai resistere a questo piatto! È pieno di sapori, ma non dovrai preoccuparti delle calorie.

Ingredienti:

- 1 tazza di pollo
- 3 cucchiai di aminoacidi al cocco

- 2 cucchiaidimiele
- 1 cucchiaio di aceto di sidro di mele
- 1 cucchiaio di olio di sesamo
- 1 cucchiainodizenzerograttugiato
- ¼ cucchiaino di aglio in polvere
- ¼ cucchiainodipepenero
- ¼ cucchiaino di peperoncino rosso in polvere
- sale a piacere
- ½ cipollarossatritata
- 1 tazzadipomodoriniciliegino
- 1 peperoneverdetritato
- 1 ananasaffettatofinemente

Istruzioni:

1. Prendere una ciotola. Aggiungere gli aminoacidi di cocco, miele, aceto di mele, zenzero, aglio in polvere, pepe nero, peperoncino rosso in polvere, sale.
2. Ora trasferire la marinata in una busta a chiusura ermetica e metterci dentro il pollo per rivestirlo con la marinata. Lasciareriposare il pollo per circa due ore.
3. Preriscaldare la griglia. Aggiungere il pollo marinato, pomodori, ananas e peperone.
4. Grigliare gli spiedini da 8 a 10 minuti fino al termine.

Tempo di preparazione: 20 minuti

Tempo di cottura: 8-10 minuti

Dosi: 4 persone

Calorie totali: 100

7 evidenti motivi per non perdere peso con Paleo

Ci sono volte in cui stai seguendo una Paleo Dieta da unpo' di tempo, ma non stai ancora perdendo peso. Bene, dobbiamo cercare la causa principale per trovare la risposta a questo problema! Ecco le principali ragioni per cui può succedere di non perdere peso!

1. Andarci piano! Potresti essere troppo ambizioso e avere mangiato troppe calorie! Assicurati che quando prepari un piatto di fare attenzione alle calorie. Ci sono interessanti contacalorie disponibili online e devi solo inserire la tua ricetta e le dosi. In questo modo puoi stareal sicuro!

2. La Paleo Dieta funziona, ma dovrai sostituire il cibo troppo energico con qualcosa di meno calorico. Avrai bisogno di allenamento.
3. Devi dormirealmeno 8 ore, di sicuro, perché quando dormi il corpo produce un ormone della crescita che ti aiuta a perdere grasso.
4. Devi avere carboidrati bilanciati nella tua dieta.
5. Assicurati di avere abbastanza proteine al mattino. Una volta che fai una buona colazione, avrai il controllo sulle tue voglie per tutto il giorno.
6. Potrebbe sembrare un po' difficile, ma a volte, se sei un consumatore assiduo di caffeina, la sua assunzione può impedirti di perdere peso. Dì no alla

tazza di caffè e alle bevande analcoliche in più!

7. Ascolta il tuo corpo e gli stimoli della fame. Se sei stanco, assicurati di non fare esercizio fisico quel giorno.

Quando ti prendi cura di queste cose la perdita di peso sarà evidente e non rimarraiaffatto deluso!

Domande comuni sulla Paleo Dieta

Ci sono spesso domande che potrebbero venire in mente riguardo alla Paleo Dieta, quindi risponderò ad alcune di loro proprio qui.

1. La più grande domanda: la Paleo Dieta sarebbe appropriata per te?

Questa dieta è sicuramente la migliore se si vuole dare l'addio al latte e ai suoi prodottiderivati. Ci sono molte soluzioni creative che ti permetteranno comunque di goderti i tuoi cibi preferiti, quindi se ti sta bene questo, segui la Paleo Dieta!

2. Per quanto tempo dovrai seguire la Paleo Dieta?

La Paleo Dieta è fondamentalmente una dieta a lungo termine e puoi continuare per tutto il tempo che vuoi. Non ha un intervallo di tempo limitato come la maggior parte delle altre diete, che richiedono di continuare per 30, 60 o 90 giorni. Goditi la Paleo Dieta per un periodo indefinito ei suoi vantaggi.

3. La Paleo Dieta è la dieta perfetta per dimagrire?

La Paleo Dieta è più di una grande filosofia che ti guida verso la perdita di peso efficace. Sì, una delle conseguenze della Paleo Dieta è la perdita di peso e quindi è l'ideale se hai intenzione di perdere un po' di peso in eccesso.

4. La Paleo Dieta è una dieta costosa?

Se devo essere onesto con te, allora la risposta è sì. La Paleo Dieta è una dieta costosa di sicuro perché è necessario consumare frutta, verdura e carne biologica. Tutti questi articoli sono disponibili ad un prezzo alto. Tuttavia, i risultati sono così buoni che ne vale la spesa.

Conclusione

Grazie ancora per aver scaricato questo libro!

Spero che questo libro sia stato in grado di aiutarti a decifrare la reale percezione della Paleo Dieta e della perdita di peso. Se ricordi queste regole di base, sarai disposto a seguire la Paleo Dieta per tutta la vita. Il prossimo passo è semplicemente iniziare a cucinare tutti questi piatti fantastici.

Infine, se ti è piaciuto questo libro, ti preghiamo di dedicare del tempo per condividere i tuoi pensieri e pubblicare una recensione. Sarebbemoltoapprezzato!

www.ingramcontent.com/pod-product-compliance
Lightning Source LLC
LaVergne TN
LVHW011946070526
838202LV00054B/4824